ALIMENTATION POUR DIABÉTIQUES EN CONTEXTE CAMEROUNAIS

Collection Etudes Eurafricaines
Dirigée par André Julien Mbem

Le Sahara et la Méditerranée, frontières entre l'Afrique et l'Europe, sont aussi des passerelles par lesquelles, depuis des siècles, au-delà des tragédies et des drames, se rapprochent et se remodèlent ces deux ensembles géographiques et leurs civilisations. La collection « Etudes Eurafricaines » encourage la diffusion d'études historiques et prospectives sur les symbioses dont cette partie du monde est l'antique théâtre.

Déjà parus

MATABISHI NAMASHUNJU Samuel, *Réalités linguistiques et défis du développement durable en République Démocratique du Congo. Méthodologie de recherche et enquêtes de terrain, 2025.*

EMANE Augustin, BENDOME-EMANE Thelma, *Le Code du travail gabonais commenté*, 2025.

IDRISS A. KARAMA Amine, *Le Paradoxe CEMAC. Entre extractivisme et informalité, repenser l'économie politique d'une région en mutation*, 2025

YOUSSOUF Youssouf Mahamat, *L'administration électronique et la modernisation de l'État en Afrique subsaharienne francophone*, 2025.

YAOUBA Abdoul-Aziz- et TASSE Rodrigue (dir.), *La francophonie 50 ans après. Bilans et perspectives*, 2025.

BOAFO Rodrigue Komikuma, *Pour un humanisme intégral. Voyage dans les temps avec les papes Jean-Paul II, Benoît XVI et François*, 2025.

MAWUSI WAYIKPO Kuamivi, *La place des savoirs locaux et du patrimoine culturel immatériel dans les systèmes éducatifs togolais et marocains. Approche Comparative, 2025.*

AMOR NNANGOMO Diane Monique, *La contribution des partenaires internationaux au développement du volontariat national au Cameroun,* 2025.

EFFOSSOU Yannick, *Mercenariat et conflits armés en Afrique. Le cas de la guerre civile angolaise (1975-2002)*, 2024.

Louise Renée Loe

ALIMENTATION POUR DIABÉTIQUES EN CONTEXTE CAMEROUNAIS

Préface d'Angèle Hermine Pondy

L'Harmattan

5-7, rue de l'École-Polytechnique – 75005 Paris

www.editions-harmattan.fr

ISBN : 978-2-336-55058-9
EAN : 9782336550589

SOMMAIRE

PREFACE 7

INTRODUCTION 9

CONTEXTE DE L'ETUDE 11

OBJECTIFS DE L'ÉTUDE 13

MÉTHODOLOGIE 14

LES SYMPTOMES CLINQUES DU DIABETE 14

Qu'est-Ce Que Le Diabète ? 15

Le Pré-Diabète 15

Types De Diabète 16

1. Diabète de Type 1 : 16

2. Diabète de Type 2 : 16

Épidémiologie 17

Physiopathologie 17

1. Diabète de Type 1 : 17

2. Diabète de Type 2 : 17

Manifestations Cliniques 18

Semaine 3-4 : Diagnostic Et Suivi Du Diabète 18

Diagnostic Du Diabète 18

1. Tests de Glycémie à Jeun (TGJ) : 18

2. Test d'Hémoglobine A1c : 19

3. Test de Tolérance au Glucose Oral (TTGO) : 19

Suivi Du Diabète 19

1. Auto-surveillance de la Glycémie : 19

2. Hémoglobine A1c : 20

3. Évaluation Régulière des Lipides et de la Pression Artérielle 20

4. Tests de la Fonction Rénale : 20

5. Examen des Yeux : 21

6. Éducation et Suivi du Mode de Vie : 21

Objectifs du Suivi 21

Semaine 5-6 : Approches Nutritionnelles et Mode de Vie 22

Approche 1 22

Approche 2 26

RESULTATS ETUDE 1 30

Perception de la maladie
(cas des personnes qui vivent sans le diabète) 33

RÉSULTATS ÉTUDE 2 35

PERCEPTIONS, VECU, MODE ALIMENTAIRE ET
ASPECTS THERAPEUTIQUES DE LA MALADIE 35

(Chez les diabétiques) 35

Etude de cas 35

LA NOTION DU « BIEN MANGER » 39

LE PLAT DIABETIQUE CAMEROUNAIS 41

CATEGORIES DES PRODUITS ALIMENTAIRES
AU CAMEROUN 45

EXEMPLES DE QUELQUES PLATS 53

CONCLUSION 61

REFERENCES 63

PREFACE

L'alimentation est bien plus qu'une simple nécessité biologique : elle est une expression culturelle, un vecteur de traditions et une clé essentielle pour préserver la santé. Dans le contexte camerounais, où la richesse culinaire témoigne de la diversité culturelle du pays, concilier les plaisirs de la table et les exigences d'un régime adapté à des pathologies comme le diabète représente un véritable défi.

L'augmentation des cas de diabète au Cameroun, comme dans de nombreux autres pays, invite à une réflexion approfondie sur les habitudes alimentaires. Cette maladie est un tueur silencieux qui touche aussi bien les riches que les pauvres. Bien qu'universel dans ses caractéristiques, le diabète appelle des réponses qui tiennent compte des spécificités locales : les ingrédients disponibles, les modes de préparation et les croyances alimentaires. Ce livre, ***Alimentation pour diabétiques en contexte camerounais***, essaye de répondre à ce besoin, en offrant une approche adaptée et accessible.

Le docteur Loe, à travers cet ouvrage, répond aux préoccupations des patients qui, une fois qu'ils sont déclarés diabétiques, se posent la question de savoir « qu'est-ce que je vais manger » ?

Les régimes drastiques qu'impose le traitement du diabète, souvent composé d'une alimentation importée, n'introduisent pas les aliments habituels reconnus comme néfastes pour un diabétique. Le nouveau mode alimentaire (pain complet, pommes, poire…etc.), frustre à la limite les nouveaux patients atteints de diabète dans notre contexte.

Le docteur Loe nous guide dans une exploration éclairante quant à la manière dont les Camerounais peuvent transformer leur alimentation quotidienne pour en faire un outil de gestion efficace du diabète, sans pour autant renoncer à leur identité culinaire si précieuse. Elle essaye de répondre à leurs préoccupations en tenant compte des habitudes alimentaires camerounaises.

En tant que lecteur, vous découvrirez ici une ressource précieuse : un équilibre subtil entre science et tradition, qui vous permettra de faire des choix éclairés et de mieux comprendre les implications de vos habitudes alimentaires. Que vous soyez vous-même diabétique, professionnel de la santé, riche, pauvre ou simplement curieux, cet ouvrage offre des clés essentielles pour naviguer dans cet univers complexe, mais passionnant, de l'alimentation adaptée aux diabétiques.

Professeur PONDY Angèle Hermine

INTRODUCTION

Au Cameroun, le diabète fait partie des maladies pour lesquelles les patients sont fréquemment consultés en ce qui concerne les maladies diététiques. Il est causé par le stockage en grande quantité de sucre qui est apporté par l'alimentation dans l'organisme. On parle donc de glycémie ou d'hyperglycémie. Selon le diététicien Hilaire de Goethe MBIATAT, il est la 2e cause de consultation en diététique à l'hôpital Général de Douala, après l'obésité [1].

Il existe deux types de diabète, notamment le diabète de type 1 et le diabète de type 2 : Le diabète de type 1 est celui qu'on retrouve le plus chez les adolescents, les enfants ou encore des personnes qui sont entre l'adolescence et la maturité. On va les appeler ici les « presque adultes ». Les symptômes les plus connus sont entre autres :

- Amaigrissement
- Soif abondante
- Urines intenses.

Le diabète de type 2 quant à lui est diagnostiqué chez les adultes âgés de 40 ans et plus [2]. Il peut être causé par : le surpoids, une mauvaise alimentation, c'est-à-dire une alimentation déséquilibrée, une mauvaise hygiène alimentaire, le manque d'activité sportive, et très souvent, il peut également être causé par un facteur génétique.

CONTEXTE DE L'ETUDE

Selon l'OMS, les maladies chroniques non transmissibles (MCNT) tuent chaque année près de 41 millions de personnes au monde, ce qui représente 71% du taux de la mortalité mondiale [3]. Le taux d'accroissement de ces maladies est plus élevé en Afrique subsaharienne (ASS) comparativement au reste des pays du monde, soit 24% du taux de la mortalité [3]. Au cours des quinze dernières années, selon notre revue de littérature, les rapports démontrent une évolution progressive des courbes représentant le taux de personnes diagnostiquées diabétiques et le taux de décès des personnes atteintes de diabète au Cameroun. En 2004, le Cameroun comptait plus de 18 millions d'habitants pour environ 100 000 personnes diabétiques, soit une exposition réelle de près de 25% de la population pour près de 4 millions de Camerounais [4]. En 2019, soit 15 années après les statistiques de STEPS, le diabète touche 6,0% des adultes au Cameroun soit 615,000 personnes malades selon un article du journal *Cameroun Tribune* publié le 19 novembre 2019[5]. La Fédération Internationale du Diabète (IDF) quant à elle a publié des statistiques d'où il ressort que la prévalence du diabète au Cameroun s'élève à 4.8% soit 620,800 cas de diabètes chez les adultes au Cameroun en 2021[6].

Au Cameroun, **38,6%** du taux de mortalité au Cameroun sont attribuables aux MCNT. L'HTA et le DT2 sont en tête de liste des MCNT, avec une prévalence de **32,1%** et **6,5%** respectivement. Cela représente environ **1,8 millions** de décès sur une population totale d'environ **30 millions** d'habitants.[7]

Selon eux, ces taux élevés sont liés aux différents facteurs de risque qui sont : l'obésité, le surpoids, la sédentarité, la consommation des sucres et des graisses, le manque d'accès aux soins et les facteurs socioéconomiques. Ces statistiques soulignent l'importance de la prévention et du traitement de ces maladies pour améliorer la santé publique au Cameroun. Il est essentiel de continuer à sensibiliser la population sur ces maladies et à promouvoir des modes de vie sains pour aider à réduire leur prévalence.

L'augmentation de la courbe du taux de diagnostic et de décès en ce qui concerne le diabète devient de plus en plus alarmante et donne à se poser des questions à savoir : est-ce que les facteurs de risques ne sont pas assez connus ? Qu'est-ce qui peut causer autant de diagnostics positifs du diabète au Cameroun ? Le problème serait-il lié aux habitudes alimentaires ou aux facteurs socioéconomiques ? Le facteur d'éducation sur la santé familial, connaissances des antécédents médicaux familiaux, manque d'éducation sur la santé ? D'autant plus que dans toutes ces études, les pourcentages sont plus élevés en milieu urbain qu'en milieu rural. Les taux plus élevés des maladies non transmissibles (MCNT) en milieu urbain peuvent être attribués à plusieurs facteurs. Par exemple, les modes de vie en milieu urbain peuvent favoriser la sédentarité et une alimentation malsaine, qui sont des facteurs de risque pour des maladies comme le diabète de type 2 (DT2). De plus, le stress et la pollution, plus courants en milieu urbain, peuvent également contribuer à l'augmentation de ces maladies.

OBJECTIFS DE L'ÉTUDE

Force est de constater après une revue de littérature que le taux de personnes ayant un diagnostic positif au diabète ne fait que croître au Cameroun. Il est vrai que le taux de prévalence du diabète est préoccupant. Plusieurs facteurs peuvent contribuer à cette tendance. Selon l'Organisation Mondiale de la Santé, les facteurs de risque du diabète de type 2 tels que l'obésité et la sédentarité sont en nette augmentation avec l'urbanisation [8]. Une augmentation qui devient alarmante car elle touche toutes les couches sociales de la population. De plus, Abderrahmane Chakibi, le Directeur général de Sanofi Afrique francophone, a alerté que le taux de prévalence du diabète au Cameroun va augmenter de façon dramatique compte tenu des habitudes alimentaires [9]. Pour lutter contre cette tendance, il est essentiel de promouvoir un changement des habitudes de vie.

Cette étude poursuit cet objectif, elle est menée dans le but de connaître les causes de l'augmentation du taux de diabète au Cameroun, enseigner et sensibiliser les populations sur l'impact du diabète dans la vie de chaque individu et en plus, proposer aux populations un changement des habitudes de vie.

MÉTHODOLOGIE

Nous avons effectué deux études qui ont été réalisées du mois de juillet à août 2023 pour la première, portant sur les habitudes alimentaires de certaines personnes / familles et la perception des personnes qui n'ont pas la maladie. Pour celle-ci, nous avons effectué un sondage de façon aléatoire avec un échantillon de 50 personnes.

La deuxième étude s'est déroulée du mois d'octobre à novembre 2023 avec des patients atteints de diabète dans la ville de Yaoundé, ceux-ci n'étant pas forcément dans un centre hospitalier. Elle concerne 05 adolescents dont 1 fille, 4 garçons et 15 parents choisis à l'aide de l'échantillonnage aléatoire et suivant deux critères : d'abord le critère de la durée. Nous avons décidé de choisir des adolescents ayant au moins deux mois de vie avec la maladie car, à ce stade, ils peuvent déjà connaître les changements qui s'opèrent dans leurs vies. Ensuite des parents avec au moins 5 mois de vie avec la maladie. Le critère socioéconomique était le deuxième car il ne favorise pas l'accès aux soins de santé pour certains, l'achat des médicaments et du matériel sanitaire, mais également l'accès à une alimentation adaptée à la maladie.

Notre recherche reposait sur la méthode qualitative. La collecte de données s'est faite à l'aide des récits de vie, des entretiens non structurés à domicile ou par téléphone. Les thèmes abordés étaient entre autres la perception et le vécu de la maladie, les aspects thérapeutiques et le plus important, le mode alimentaire.

Bienvenue à l'introduction au diabète, un aperçu des bases de cette condition métabolique complexe.

LES SYMPTOMES CLINQUES DU DIABETE

Qu'est-Ce Que Le Diabète ?

Le diabète est une maladie chronique caractérisée par une élévation anormale du taux de sucre dans le sang. Cette hyperglycémie résulte d'un dysfonctionnement dans la production ou l'utilisation de l'insuline, une hormone cruciale pour réguler le sucre dans le corps.

Le Pre-diabète

Plusieurs personnes sont ignorantes de ce qu'est le prédiabète. Plusieurs en souffrent sans le savoir, car on en parle moins. On parle de prédiabète lorsque le taux de glycémie d'une personne est au-dessus de la normale. Cette personne est donc à risques de développer le diabète de type 2. Avoir une glycémie élevée voudrait dire que votre corps n'utilise pas l'insuline de manière effective pour déplacer le sucre de votre sang vers vos cellules.

Une personne atteinte de prédiabète est exposée à un grand risque de développer une maladie cardiaque, qu'une personne ayant une glycémie normale, qu'elle développe ou non un diabète de type 2. Si les habitudes alimentaires d'une personne prédiabétique ne sont pas changées, elle sera atteinte du diabète type 2. Vous courez un risque élevé de prédiabètes si :

- Vous avez plus de 40 ans ;
- Vous êtes en surpoids ou obèse ;

- Vous avez un parent (frère, sœur…) qui souffre de diabète de type 2 ;
- Vous souffrez d'hypertension artérielle ou avez eu une crise cardiaque ou un AVC ;
- Vous avez eu un diabète gestationnel ;
- Vous souffrez des ovaires polykystiques et êtes en surpoids

Types De Diabète

1. Diabète de Type 1 :

- Cause : Destruction des cellules productrices d'insuline dans le pancréas par le système immunitaire.

- Prévalence : Plus fréquent chez les jeunes.

- Traitement : Insulinothérapie essentielle.

2. Diabète de Type 2 :

- Cause : Résistance à l'insuline et production insuffisante d'insuline.

- Prévalence : Plus courant chez les adultes, souvent lié au mode de vie.

- Traitement : Régime, exercice, médicaments, et parfois insuline.

Épidémiologie

Le diabète est devenu un problème de santé publique mondial. Les facteurs de risques incluent la génétique, le mode de vie sédentaire, l'obésité et le vieillissement de la population. La prévalence croissante est une préoccupation majeure de santé mondiale.

Physiopathologie

1. Diabète de Type 1 :

- Le système immunitaire attaque les cellules bêta du pancréas.

- Diminution de la production d'insuline.

- Hyperglycémie due à l'absence d'insuline pour réguler le sucre.

2. Diabète de Type 2 :

- Résistance à l'insuline dans les cellules.

- Diminution progressive de la production d'insuline.

- Accumulation de glucose dans le sang.

Manifestations Cliniques

Les symptômes du diabète comprennent : une soif excessive, une miction fréquente, une fatigue, une perte de poids inexpliquée et une cicatrisation lente des plaies.

Comprendre les différents types de diabète, leurs causes et leurs manifestations est crucial pour la gestion et la prévention. Le traitement implique souvent un équilibre entre médicaments, alimentation équilibrée, exercice régulier et surveillance attentive de la glycémie.

Restez à l'écoute pour explorer davantage la gestion, les traitements et les stratégies de prévention du diabète.

Semaine 3-4 : Diagnostic Et Suivi Du Diabète

Le diagnostic et le suivi du diabète sont des éléments cruciaux pour assurer une gestion efficace de cette condition métabolique. Voici un aperçu des méthodes de diagnostic et de suivi du diabète :

Diagnostic Du Diabète

1. Tests de Glycémie à Jeun (TGJ) :

- Mesure du taux de glucose dans le sang après au moins 8 heures de jeûne.

- Diagnostic de diabète si la glycémie est égale ou supérieure à 126 mg/dL à deux reprises.

2. Test d'Hémoglobine A1c :

- Mesure du pourcentage d'hémoglobine liée au glucose sur une période de 2 à 3 mois.

- Diagnostic de diabète si l'A1c est égal ou supérieur à 6.5%.

3. Test de Tolérance au Glucose Oral (TTGO) :

- Évaluation de la réaction du corps au glucose après la consommation d'une solution sucrée.

- Diagnostic de diabète si la glycémie dépasse 200 mg/dL deux heures après la consommation.

Suivi Du Diabète

1. Auto-surveillance de la Glycémie :

- Les patients diabétiques mesurent régulièrement leur glycémie à domicile.

- Les résultats aident à ajuster le traitement, en particulier l'insuline.

2. Hémoglobine A1c :

- Mesure régulière de l'A1c pour évaluer le contrôle à long terme de la glycémie.

- Objectif : Maintenir l'A1c dans la plage recommandée pour chaque patient.

3. Évaluation Régulière des Lipides et de la Pression Artérielle :

- Surveiller les taux de cholestérol LDL, HDL, et la pression artérielle.

- Réduire les risques cardiovasculaires associés au diabète.

4. Tests de la Fonction Rénale :

- Mesurer la créatinine et la clairance de la créatinine pour évaluer la santé rénale.

- Les personnes diabétiques sont à risque de complications rénales.

5. Examen des Yeux :

- Les personnes diabétiques doivent subir régulièrement un examen ophtalmologique.

- Dépistage des rétinopathies diabétiques et autres affections oculaires.

6. Éducation et Suivi du Mode de Vie :

- Encourager une alimentation équilibrée et un exercice régulier.

- Soutenir les changements de mode de vie pour contrôler le poids et améliorer la santé globale.

Objectifs du Suivi

Le suivie a pour objectif de :

1. Maintenir des niveaux de glycémie dans les plages cibles.

2. Prévenir les complications à long terme du diabète.

3. Adapter le traitement en fonction de l'évolution de la condition du patient.

4. Améliorer la qualité de vie et le bien-être global.

Le diagnostic précoce et le suivi régulier du diabète sont essentiels pour une gestion réussie et la prévention de complications à long terme. Une approche personnalisée comprenant l'implication du patient est cruciale pour atteindre ces objectifs.

Semaine 5-6 : Approches Nutritionnelles et Mode de Vie

Approche 1

La gestion du diabète repose fortement sur les approches nutritionnelles et le mode de vie. Voici des recommandations clés pour les patients diabétiques :

1. Alimentation Équilibrée

- ➢ Prioriser les aliments riches en nutriments tels que les fruits, les légumes, les céréales complètes et les protéines maigres.
- ➢ Éviter les aliments transformés et riches en sucres ajoutés.

2. Contrôle des Portions et Comptage des Glucides

- Mesurer les portions pour éviter la surconsommation.
- Apprendre à compter les glucides pour ajuster les doses d'insuline ou de médicaments.

3. Glucides Complexes et Fibres

- Favoriser les glucides complexes à faible indice glycémique.
- Intégrer des aliments riches en fibres pour aider à stabiliser la glycémie.

4. Protéines Maigres

- Inclure des sources de protéines maigres comme le poulet, le poisson, le tofu et les légumineuses.
- Limiter la consommation de viandes transformées.

5. Graisses Saines

- Opter pour des graisses saines telles que les avocats, les noix et les huiles d'olive.
- Éviter les graisses saturées et trans présentes dans les aliments frits et transformés.

6. Repas Réguliers

- Éviter les sauts de repas et maintenir une régularité dans les heures des repas.
- Cela peut aider à stabiliser la glycémie.

7. Hydratation

- Boire suffisamment d'eau tout au long de la journée.
- Limiter la consommation de boissons sucrées et d'alcool.

8. Exercice Régulier

- Intégrer une activité physique régulière dans la routine quotidienne.
- L'exercice contribue à la régulation de la glycémie et à la gestion du poids.

9. Surveillance Continue de la Glycémie

- Utiliser un glucomètre pour surveiller régulièrement la glycémie.
- Comprendre les variations et ajuster le plan alimentaire en conséquence.

10. Éducation et Auto-Soins

- Participer à des séances d'éducation sur le diabète.
- Acquérir des compétences en auto-soins pour une gestion autonome.

11. Gestion du Stress

- Pratiquer des techniques de gestion du stress, telles que la méditation ou le yoga.
- Le stress peut affecter la glycémie.

12. Sommeil de Qualité

- S'assurer d'un sommeil adéquat chaque nuit.
- Le sommeil insuffisant peut impacter la régulation de la glycémie.
- L'individualisation du plan nutritionnel et du mode de vie est essentielle. Travailler en étroite collaboration avec les professionnels de la santé permet d'adapter ces recommandations aux besoins spécifiques de chaque patient.

Approche 2

Les approches nutritionnelles et le mode de vie sont des éléments clés dans la gestion du diabète. Voici des recommandations spécifiques pour les patients diabétiques :

1. Alimentation Équilibrée :

Prioriser les aliments à faible indice glycémique (IG) tels que les légumes, les grains entiers et les légumineuses.

Équilibrer les repas en incluant des protéines maigres, des graisses saines et des glucides complexes.

2. Contrôle des Portions

- Apprendre à contrôler les portions pour éviter la surconsommation de glucides.

- Utiliser des méthodes pratiques comme l'utilisation d'assiettes plus petites.

3. Glucides Complexes

- Choix de glucides complexes riches en fibres pour une libération plus lente du glucose.

- Inclure des aliments comme les grains entiers, les légumes et les fruits.

4. Contrôle des Glucides

- Surveiller la consommation totale de glucides et ajuster en fonction des besoins individuels.

- Éviter les sucres ajoutés et les aliments transformés riches en glucides simples.

5. Protéines Maigres

- Favoriser des sources de protéines maigres comme le poisson, le poulet, le tofu et les légumineuses.

- Limiter la consommation de viandes grasses.

6. Graisses Saines

- Opter pour des graisses insaturées présentes dans les avocats, les noix, les graines et huiles d'olive et de colza.

- Limiter les graisses saturées et trans.

7. *Hydratation*

- Boire suffisamment d'eau tout au long de la journée.

- Limiter la consommation de boissons sucrées et d'alcool.

8. Planification des Repas

- Établir un horaire régulier de repas et de collations pour maintenir la stabilité glycémique.

- Éviter les sauts prolongés entre les repas.

9. Exercice Régulier

- Incorporer une activité physique régulière dans la routine quotidienne.

- Consulter un professionnel de la santé pour élaborer un plan d'exercice adapté.

10. Surveillance Continue de la Glycémie

- Suivre régulièrement la glycémie pour ajuster le traitement et l'alimentation.

- Noter les réponses alimentaires et les niveaux d'activité.

11. Gestion du Stress

- Utiliser des techniques de gestion du stress comme la méditation, la respiration profonde et le yoga.

- Le stress peut influencer les niveaux de glucose.

12. Éducation Continue

- Participer à des programmes éducatifs sur le diabète pour rester informé des dernières recommandations.

- Collaborer avec une équipe de soins de santé pour une approche intégrée de la gestion du diabète.

L'individualisation du plan alimentaire et du mode de vie en fonction des besoins spécifiques du patient est cruciale pour une gestion réussie du diabète. Travailler en étroite collaboration avec les professionnels de la santé peut aider à adapter ces approches de manière optimale.

RESULTATS ETUDE 1

Pour notre première étude, nous avons effectué un sondage avec un échantillon de cinquante (50) personnes en tenant compte du facteur culturel. Ce sondage portait sur le mode alimentaire quotidien des non-diabétiques. Il était question pour nous de savoir comment les individus s'alimentent et quels sont les différents facteurs qui interviennent dans le processus alimentaire de ces personnes.

Pour réaliser cette étude, nous avons travaillé avec des personnes à revenus faibles soit 20 personnes (personnes n'ayant pas de travail fixe), des personnes à revenus moyens soit 15 personnes (personnes avec un salaire ≤ à 100mil franc) et des personnes à revenus élevés soit 15 personnes (avec un revenu > 100 milles francs).

Il en ressort donc que :

a- L'alimentation au Cameroun dépend à 80% des revenus de tout un chacun

Par exemple, dans la totalité de nos ménages à revenus moyens et faibles, les répondants pour la plupart nous avouent se nourrir « de ce qu'ils voient ». Varier les aliments s'avère compliqué pour beaucoup de familles. La notion de petit déjeuner ou même de déjeuner est presque inexistante. Pour 35 ménages parmi la totalité de nos ménages à revenus faibles et moyens, 25 nous disent qu'ils se battent pour un repas tous les deux jours et le même repas fait parfois office de ce qu'on appelle « déjeuner » ou « petit déjeuner ». (Ration alimentaire ! Qualité et quantité pour l'organisme)

b- Le mode alimentaire quant à lui dépend également des aspects culturels de tout un chacun.

Lors de notre étude, nous avons fait le constat selon lequel les familles s'alimentent selon qu'elles sont d'une tribu ou d'une autre.

Au Cameroun, nous retrouvons une pléthore de modes alimentaires. Nous avons des régions où nous retrouvons des plats plus gras que d'autres (le koki, le Eru, la banane malaxée, le Achu, le Ndolé…etc.) ; des régions où les populations se nourrissent beaucoup ou essentiellement de grains, ou de feuilles.

c- Les habitudes alimentaires dépendent également du nombre de personnes dans le ménage, de la qualité et de la quantité des repas.

Plus les familles sont nombreuses, plus il faut trouver des stratégies d'alimentation pouvant permettre à tout le monde dans le ménage de pouvoir se mettre quelque chose sous la dent.

Nous devons également noter ici que le niveau de vie élevé n'épargne pas certains de cette maladie. Pour la catégorie des personnes ayant un niveau de vie élevé, nous avons des personnes qui à cause de leurs moyens, se permettent de se nourrir comme elles le veulent et ceci sans surveillance. Par ailleurs, le manque de sport au quotidien favorise la sédentarité, donc la prise de poids qui conduira naturellement au diabète et à l'obésité.

Au Cameroun, il existe une très grande variété de plats culinaires. La variété de la cuisine du pays s'explique par la diversité de ses groupes ethniques, par son histoire qui a amené des influences culinaires diverses, et par son climat contrasté qui donne accès à des produits végétaux et animaux différents selon le climat dans ces régions.

Il est donc important de connaître que l'alimentation, le mode alimentaire varie d'une culture à une autre, raison pour laquelle…ils seront et resteront toujours différents. Cependant, les échanges de cultures entre les populations se font remarquer, ceci encore plus dans le domaine culinaire. Les plats du nord qui se retrouvent au sud, les plats du sud qui se retrouvent au centre, les plats de l'est qui se retrouvent à l'ouest…etc.

Au Cameroun, il existe une très grande variété de préparations culinaires et de multiples traditions régionales, si bien qu'il est difficile de parler de la cuisine camerounaise comme un tout unifié. Il existe de nombreux plats régionaux qui se sont développés au point d'être reconnus au niveau national et international comme le « poulet DG » ou le « ndolé ». Beaucoup de plats régionaux, à l'origine se sont également multipliés à travers le pays avec quelques variations d'une région à une autre.

De façon générale, l'alimentation des Camerounais est largement basée sur les produits végétaux comme le mil, le manioc, les arachides, l'igname, la patate douce, « le ndolé » et les fruits tropicaux (banane, banane plantain, ananas, mangue, papaye…). Les Camerounais consomment aussi de la viande (bœuf, chèvre, porc, veau, (sous forme farcie ou grillée), beaucoup de poissons et de crevettes (sous forme grillée ou fumée et fraîche en eau douce), particulièrement dans les régions maritimes avec un emploi important de diverses épices.

Perception de la maladie (cas des personnes qui vivent sans le diabète)

Lors de notre étude, nous avions profité de l'occasion pour interroger certaines personnes sur leurs perceptions autour de la maladie, et également sur ce qu'elles pensent du fait qu'on puisse mettre sur pied un projet de plats qui leur permettrait de manger sain, équilibré, tout en respectant leur budget et leur santé. Nous avons reçu de nombreux avis récurrents sur les questions, notamment :

➢ **En ce qui concerne la maladie :**

- Pour certains, le diabète est une maladie des riches, impossible pour les personnes pauvres de l'avoir
- Pour d'autres, il s'agit bien d'une maladie qui existe mais qui se soigne avec des plantes et des écorces.
- Pour une autre catégorie de personnes, l'éducation est la clef pour avoir les connaissances qui leur permettent de prévenir la maladie.

- **En ce qui concerne le projet du plat :**

- La grande majorité pense que ça ne servirait à rien car dans le contexte camerounais, il serait difficile, voire impossible de respecter ce que prescrira ce projet.
- Pour d'autres également, il pourrait être nécessaire dans le sens où il permettra d'éviter la maladie en question et toutes les comorbidités autour.

RÉSULTATS ÉTUDE 2

PERCEPTIONS, VECU, MODE ALIMENTAIRE ET ASPECTS THERAPEUTIQUES DE LA MALADIE

(Chez les diabétiques)

Dans les sociétés humaines en raison de l'environnement et de l'aspect socioculturel, la perception de la maladie varie. Les avis et les attitudes adoptés vis-à-vis de chaque maladie sont différents. Nous avons récolté quelques avis sur les différentes perceptions, les modes alimentaires chez les malades que nous avons interrogés.

Etude de cas

Nous allons étudier quatre cas différents afin de déterminer les différentes perceptions que peuvent avoir les patients atteints de diabète.

Cas 1

Pour notre première étude de cas, il s'agit d'une dame dans la quarantaine ayant été diagnostiqué patiente diabétique il y a de cela trois mois déjà. En ce qui concerne sa maladie, et à la question que nous lui avons posée à savoir :

- *Docteur : racontez-nous comment vous vivez depuis que vous avez appris que vous avez le diabète*

- *Patiente : « Je n'ai pas peur de la maladie, euh (rire...) je suis plutôt heureuse parce que je sais que ce n'est pas incurable, je l'ai découvert tôt, je n'ai pas écouté ce que les gens ont eu à me dire, je prends mes médicaments à l'hôpital, j'essaye d'avoir une alimentation saine et équilibrée comme le docteur m'a prescrit et je sais qu'avec le temps, ça ira même si ce n'est que pour le maintien de ma santé ».*

En ce qui concerne le mode de vie et le mode alimentaire, elle dit se nourrir selon les prescriptions du médecin, qui comprend bien sûr les compléments alimentaires. Il lui a également été conseillé de diminuer le sucre, d'éliminer la consommation de cubes. Et bien sûr la prise unique de médicaments prescrits à l'hôpital, ce qu'elle fait bien évidemment.

Cas 2

Le deuxième cas, est un patient âgé de 48 ans suivi à l'hôpital Général de Yaoundé. Il vit avec son diabète depuis cinq années aujourd'hui. Pour lui, les débuts ont été très difficiles car comme il le dit : « *J'ai dû arrêter de manger beaucoup de choses, et j'ai commencé un régime alimentaire, ce qui n'est forcément pas plaisant vu que j'étais habitué à manger à ma guise et pour la maladie je n'aurai jamais pensé que ça pouvait m'arriver, j'entendais seulement que le diabète, le diabète, mais je ne pouvais pas imaginer. Mais on va faire comment ? Je vis seulement en attendant ma mort* ».

Il avoue très souvent ne pas suivre les recommandations du médecin déjà à cause du coût de la vie, mais également par foi car pour lui, seul Dieu guérit des maladies.

Cas 3

Le troisième cas que nous avons étudié est un parent âgé de 63 ans qui a été diagnostiqué du diabète il y a 20 ans déjà. Pour ce patient, les débuts de la maladie ont été très compliqués. Entre la peur, l'inquiétude de sa famille et les avis différents de certaines personnes dans son entourage, il se disait qu'il n'en aurait pas pour longtemps à vivre et que c'était peut-être ses derniers mois, voire ses derniers jours à vivre. Il dit : « *Quand j'ai appris que j'avais le diabète, j'ai cru que ma vie était finie. Chez nous on sait que c'est la maladie des riches. Tu n'arrives pas à bien manger et on te dit encore d'arrêter de manger telle chose, telle chose…hein ma fille… Mais bon heureusement que j'avais le soutien de ma femme et de ma fille, ça m'a beaucoup aidé* ». Pour lui, il s'agissait d'une maladie meurtrière qui allait l'éloigner de sa famille et de ses proches. Cependant, il s'est retrouvé avec un grand soutien venant de ses enfants et de sa femme, ce qui lui a permis de voir la maladie autrement et de l'affronter plus calmement. Sa famille suit son régime au petit soin, ses prises de médicaments à la lettre.

Cas 4

Et enfin le quatrième cas, âgé de 55 ans, diagnostiqué du diabète dans un hôpital chinois de la place depuis six mois lors d'un check-up. Elle dit avoir bien pris la maladie car elle était encore au début. Sa cure est constituée du traitement qui lui a été donné par les Chinois, dans l'hôpital où elle a été diagnostiquée, et des compléments alimentaires. Par ailleurs, il lui a été demandé d'éviter les aliments gras, de diminuer le sucre, et de supprimer la consommation du cube dans son alimentation.

Elle nous a également confié qu'elle ajoutait à son traitement des concoctions qu'elle-même fabriquait lorsque ses médicaments finissaient et qu'elle n'avait pas les moyens de s'en procurer.

En ce qui concerne son mode alimentaire, elle essaye de s'adapter aux règles de l'hôpital bien que très souvent ce soit difficile surtout lorsque les moyens sont réduits.

En conclusion, sur 20 patients que nous avons interrogés, nous avons ici pris en compte les avis les plus marquants et qui se répétaient. Nous pouvons ici noter que sur 15 parents atteints de diabète dans notre étude, 11 sont des personnes à revenus faibles qui ne parviennent pas à avoir une alimentation normale ou alors qui ne respectent pas les recommandations des médecins. Par ailleurs, 10 sur ces 11 personnes également font recours à la médecine traditionnelle afin de compléter le traitement prescrit à l'hôpital.

En ce qui concerne le mode alimentaire, il est important ici de noter qu'une alimentation saine et équilibrée chez les personnes atteintes de diabète est l'un des moyens les plus sûrs pour combattre la maladie, c'est pourquoi dans la suite de cet ouvrage, nous allons essayer de proposer ce que nous avons appelé « ***Le Plat Diabétique Camerounais*** », afin d'aider ces personnes atteintes de diabète à avoir une alimentation non seulement saine, équilibrée mais aussi à moindre coût.

LA NOTION DU « BIEN MANGER »

Au Cameroun comme dans la majeure partie des pays du sud, la notion de « bien manger » est sujette à de multiples interprétations toutes parfois divergentes les unes des autres.

De manière générale, la valeur qualitative que doit revêtir une ration alimentaire n'existe pas dans ces localités. Elle est très souvent oubliée au détriment d'une alimentation dite « plus consistante » et plus adaptée à la démographie des familles, aux habitudes socioculturelles et aux réalités économiques des populations. Le fait est tel qu'on ne peut pas aisément s'y conformer tant le coût de la vie est élevé. Paradoxalement, c'est là la base de leurs maux, quand on sait qu'une bonne habitude alimentaire à elle seule peut faire une très grande différence, car, l'aliment est le premier élément sur lequel chacun peut agir pour améliorer considérablement sa santé. Le diabète est en effet fortement déterminé par les comportements alimentaires. Il est recommandé de suivre une alimentation équilibrée, riche en fruits et légumes. Ce dernier concours directement à maintenir un poids, la santé, en réduisant les risques d'obésité et en limitant par la même occasion l'apparition d'un des facteurs de risque majeur du diabète de type 2 qu'est le surpoids. Bien plus, lorsqu'une alimentation est saine et contrôlée, elle permet non seulement un épanouissement dans le cadre de la santé physique d'un individu mais aussi un épanouissement psychologique.

Pratiquer une activité physique régulière : L'activité physique peut réduire de 30 à 50% la survenue d'un diabète de type 2. Il est recommandé de pratiquer une activité physique modérée (comme la marche rapide) au moins 30 minutes par jour.

Il est important de noter que ces recommandations doivent être adaptées à chaque individu en fonction de son âge, de son sexe, de sa condition physique et de ses antécédents médicaux. Il est toujours recommandé de consulter un professionnel de santé avant de commencer un nouveau régime alimentaire ou un programme d'exercice physique.

Selon Jacqueline Lagacé [10], professeure retraitée en microbiologie et immunologie de l'Université de Montréal et auteure du best-seller *Comment j'ai vaincu la douleur et l'inflammation chronique par l'alimentation,* « Pour moi, bien manger signifie se faire plaisir en mangeant des aliments qui flattent notre palais et qui respectent notre physiologie et nos caractéristiques génétiques personnelles. Il s'agit de choisir des aliments que nous aimons et qui nous apportent tous les nutriments dont nous avons besoin pour bénéficier d'un esprit sain dans un corps qui fonctionne le mieux possible et sans douleur ».

Pour Fannie Dagenais, nutritionniste et directrice générale de l'organisme *Equilibre*, « Pour trop de gens, bien manger est devenu synonyme de privation ». En conclusion, suite à nos différentes recherches nous pouvons comprendre que la notion de bien manger dépend de tout un chacun, du métier que l'on pratique, des moyens financiers et surtout de l'environnement socioculturel dans lequel l'on se trouve. La notion varie donc et s'adapte en fonction des circonstances.

LE PLAT DIABETIQUE CAMEROUNAIS

On entend par « ***plat diabétique camerounais*** », un ensemble d'aliments essentiellement d'origine camerounaise qui respectent les restrictions alimentaires des personnes diagnostiquées diabétiques tout en leur apportant un équilibre alimentaire grâce aux nutriments qui le constitue.

Le Cameroun est un pays reconnu pour sa diversité en produits alimentaires. Il produit pratiquement toutes les formes d'aliments nécessaires pour un bon fonctionnement alimentaire des individus. Raison pour laquelle nous avons décidé grâce à un tableau de classification alimentaire des aliments qu'on retrouve au Cameroun, de créer, et de proposer un ensemble de plats qui pourraient s'adapter à l'alimentation des individus, particulièrement des personnes atteintes de diabète au Cameroun.

Ceci part d'un constat selon lequel grâce aux interviews que nous avions menées, plusieurs personnes atteintes de diabète font face à des restrictions alimentaires, cependant ne savent pas comment équilibrer leur alimentation, ce qui altère la plupart du temps une bonne partie de leur suivi médical. Nous allons donc illustrer dans ce travail « ***le plat diabétique camerounais*** » afin de participer à l'amélioration des conditions de vie des personnes vivant avec le diabète au Cameroun.

Pour une bonne alimentation en particulier pour les personnes atteintes de diabète, un bon repas consiste à privilégier :

LES FRUITS

Banane

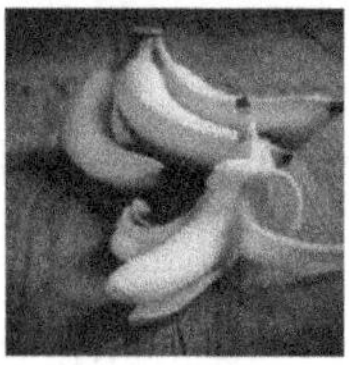

Pastèque

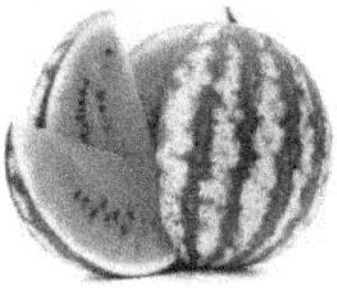

Avocat

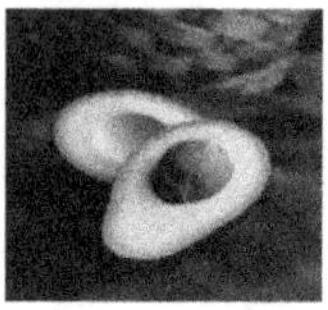

Papaye

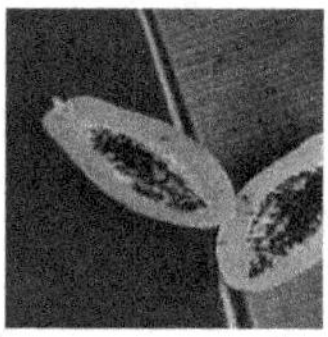

Les légumes (Tous les légumes à feuilles vertes)

Laitue

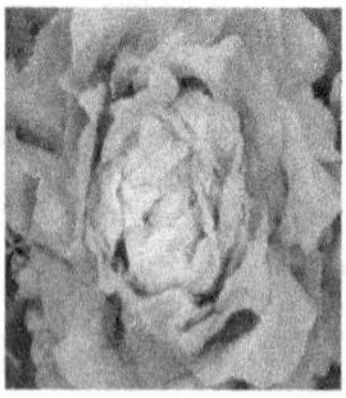

Choux

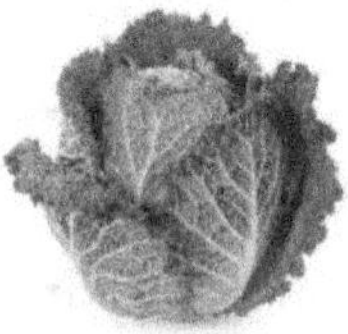

LES POISSONS

Hareng

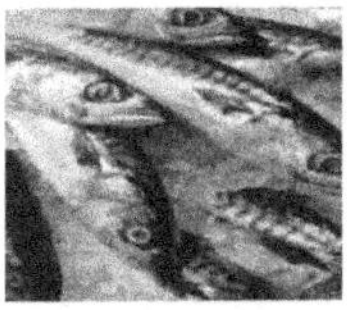

Sardines

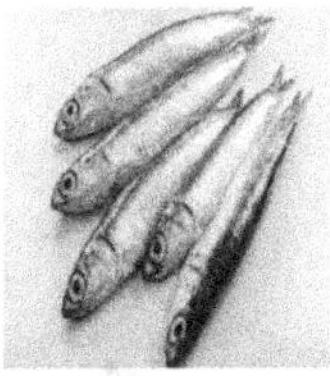

LES FECULENTS

Pommes de terre

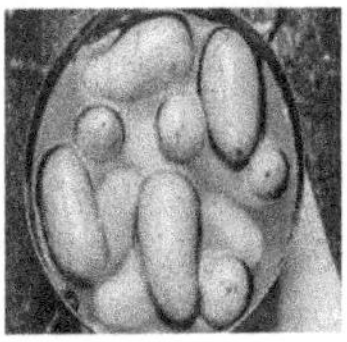

Haricot

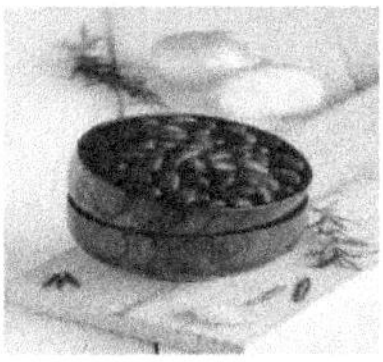

LES CEREALES

Soja

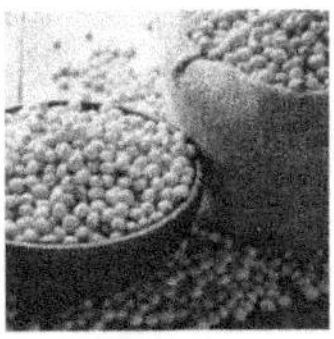

Riz

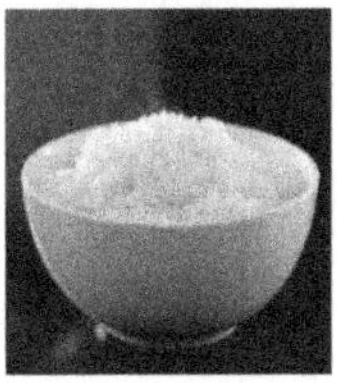

PRODUITS LAITIERS

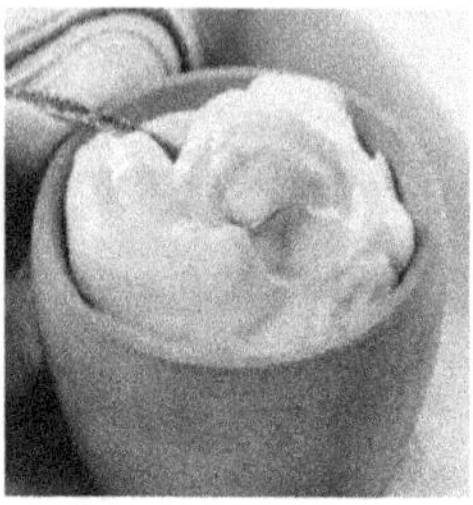

Au Cameroun, il existe une variété de produits alimentaires riches et équilibrés. Ces différents aliments, nous les avons classés dans un tableau selon des proportions qui peuvent permettre à chacun de connaître la quantité et la qualité d'aliments qu'il consomme.

CATEGORIES DES PRODUITS ALIMENTAIRES AU CAMEROUN

Le tableau ci-dessous ressort les différents produits alimentaires locaux qu'on retrouve au Cameroun et qui, pour la plupart, y sont cultivés. Nous y avons associé les quantités à consommer par repas afin de ne pas dépasser le nécessaire de nutriments dont l'organisme a besoin, surtout pour les personnes atteintes de diabète.

	Noms des produits ou aliments	**Portions/grammages**
	Agneau	1 oz
	Bœuf et zébu	1 oz
Viandes et poissons (protéines)	Chèvre	1 oz
	Porc	1 oz
	Œufs	1
	Bar	1 oz
	Capitaine	1 oz
	Carpe	1 oz
	Dorade	1 oz
	Hareng	1 oz
	Maquereau	1 oz
	Morue	1 oz
	Poisson chat	1 oz
	Sardine	2 petites

	Silure	1 oz
	Sole	1 oz
	Thon	1 oz
	Huile d'arachide	1 cuillère à café
Graisses (lipides)	Huile de coton	1 cuillère à café
	Huile de mais	1 cuillère à café
	Huile de noix de coco	1 cuillère à café
	Huile de palme	1 cuillère à café
	Huile de soja	1 cuillère à café
	Huile de tournesol	1 cuillère à soupe
	Beurre	1/ 1ts cuillère à café / 2cuillère à soupe
	Beurre de karité	1 cuillère à café
	Margarine	1 cuillère à café / 1 cuillère à soupe
	Mayonnaise	1 cuillère à café / 1cuillère à soupe
	Haricot	½ verre
Céréales, graines et noix	Soja	½ verre
	Poids à vache	½ verre
	Poids bambara	½ verre
	Riz	1/3 verres
	Amande de noix sauvage	6
	Le karité	6

	Le ndjansang	6
	La noix de cajou	6
	La noix de coco	1
	La noix de cola	1
	La noix de palme	1 verre
	La noix de rônier	1
	Pèbè	1
	Petite cola	1
	Pistache	16
	Sésame	1 _ cuillères à soupe
	Ananas	¾ verre
Fruits	Avocat	2 cuillères à soupe
	Banane douce	½ (4 oz)
	Baobab	½
	Canne à sucre	½
	Cerise	12 (3 oz)
	Citron	1
	Corossol	½ fruits
	Datte	3
	Goyave	1
	Mandarine clémentine	2(8 oz)
	Melon fruit	1
	Olive	1
	Pamplemousse	1

	Papaye	½ fruits ou 1 verre
	Pastèque	1 slice or 1 ¼ verre
	Poire	½ cup (4oz)
	Pomme	1(4oz)
	Pomme de cajou	1
	Prune de citère (cassis)	1
	Raisin	½ (11 oz)
	Safou	3
Produits laitiers et yaourts	Yaourt	1 verre
	Crème	1 cuillère à café
	Fromage	1 cuillère à café
	Lait de vache entier	1 verre
	Feuille d'amarante	1 tasse crue ou ½ tasse cuite = 5 grammes
	Basilic	1 tasse crue ou ½ tasse cuite = 5 grammes
Légumes à feuilles vertes	Céleri	1 tasse crue ou ½ tasse cuite = 5 grammes
	Choux vert	1 tasse crue ou ½ tasse cuite = 5 grammes
	Corète potagère	1 tasse crue ou ½ tasse cuite = 5 grammes
	Epinard	1 tasse crue ou ½ tasse cuite = 5 grammes

	Oseille	1 tasse crue ou ½ tasse cuite = 5 grammes
	Folong	1 tasse crue ou ½ tasse cuite = 5 grammes
	Baobab	1 tasse crue ou ½ tasse cuite = 5 grammes
	Courge cannelée	1 tasse crue ou ½ tasse cuite = 5 grammes
	Feuille de gombo	1 tasse crue ou ½ tasse cuite = 5 grammes
	Feuille manioc	1 tasse crue ou ½ tasse cuite = 5 grammes
	Morelle noire	1 tasse crue ou ½ tasse cuite = 5 grammes
	Vernonie commune	1 tasse crue ou ½ tasse cuite = 5 grammes
	Laitue	1 tasse crue ou ½ tasse cuite = 5 grammes
	Persil	1 tasse crue ou ½ tasse cuite = 5 grammes
	Poireau	1 tasse crue ou ½ tasse cuite = 5 grammes
	Okok	1 tasse crue ou ½ tasse cuite = 5 grammes
Légumes fruits	Citrouille et potiron (melon)	1 tasse crue ou ½ tasse cuite = 5 grammes1

		tasse crue ou ½ tasse cuite = 5 grammes
	Concombre	1 tasse crue ou ½ tasse cuite = 5 grammes
	Courgette	1 tasse crue ou ½ tasse cuite = 5 grammes
	Gombo	1 tasse crue ou ½ tasse cuite = 5 grammes
	Haricot vert	1 tasse crue ou ½ tasse cuite = 5 grammes
	Petits poids	1 tasse crue ou ½ tasse cuite = 5 grammes
	Piment	1 tasse crue ou ½ tasse cuite = 5 grammes
	Pois chiches	1 tasse crue ou ½ tasse cuite = 5 grammes
	Piment	1 tasse crue ou ½ tasse cuite = 5 grammes
	Poivron	1 tasse crue ou ½ tasse cuite = 5 grammes
	Tomate	1 tasse crue ou ½ tasse cuite = 5 grammes
Légumes tiges	Ail	1 tasse crue ou ½ tasse cuite = 5 grammes
	Oignon	1 tasse crue ou ½ tasse cuite = 5 grammes

Légumes à feuilles légumes fruits	Epinard	1 tasse crue ou ½ tasse cuite = 5 grammes
	Céleri	1 tasse crue ou ½ tasse cuite = 5 grammes
	Folong (feuille d'amarante)	1 tasse crue ou ½ tasse cuite = 5 grammes
	Oseille (foléré)	1 tasse crue ou ½ tasse cuite = 5 grammes
	Baobab	1 tasse crue ou ½ tasse cuite = 5 grammes
	Courge cannelée	1 tasse crue ou ½ tasse cuite = 5 grammes
	Choux vert	1 tasse crue ou ½ tasse cuite = 5 grammes
	Feuille de macabo	1 tasse crue ou ½ tasse cuite = 5 grammes
	Feuille de manioc	1 tasse crue ou ½ tasse cuite = 5 grammes
	Bamm (morelle noire)	1 tasse crue ou ½ tasse cuite = 5 grammes
	Persil	1 tasse crue ou ½ tasse cuite = 5 grammes
	Poireau	1 tasse crue ou ½ tasse cuite = 5 grammes

	Okok	1 tasse crue ou ½ tasse cuite = 5 grammes
	Kelen kelen	1 tasse crue ou ½ tasse cuite = 5 grammes

EXEMPLES DE QUELQUES PLATS

Les repas ci-dessous représentent quelques exemples de plats sains, équilibrés et sans trop de sucres. A chaque plat doit être associé un fruit, ou un jus de fruit et bien sûr un grand verre d'eau.

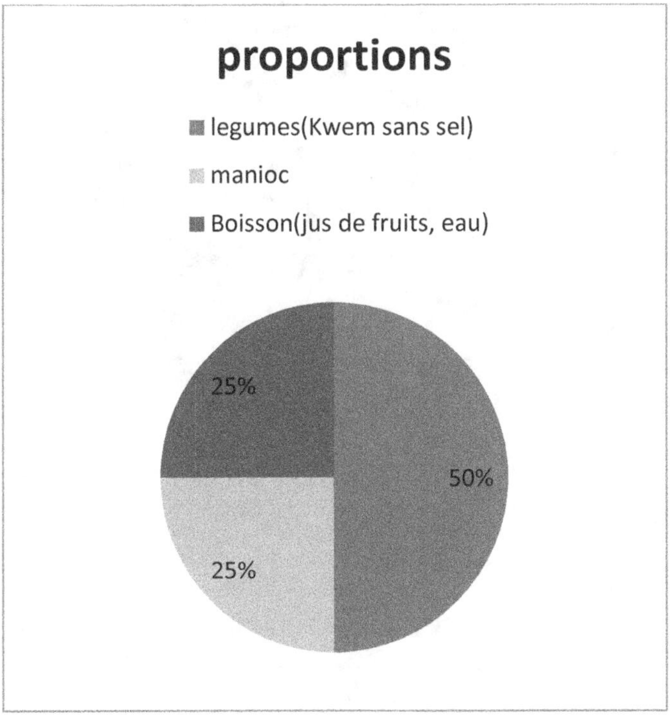

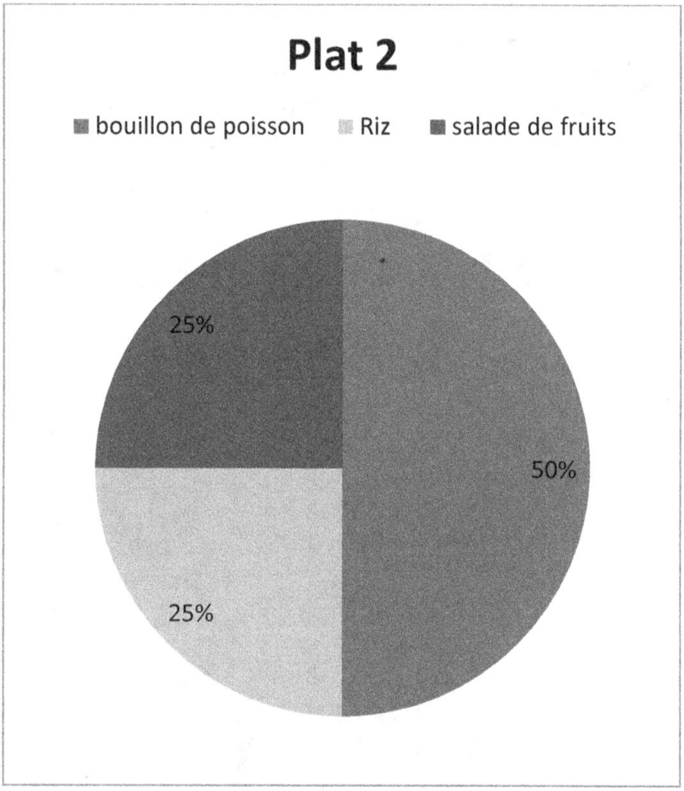
Plat 2
bouillon de poisson
Riz
salade de fruits
25%
50%
25%

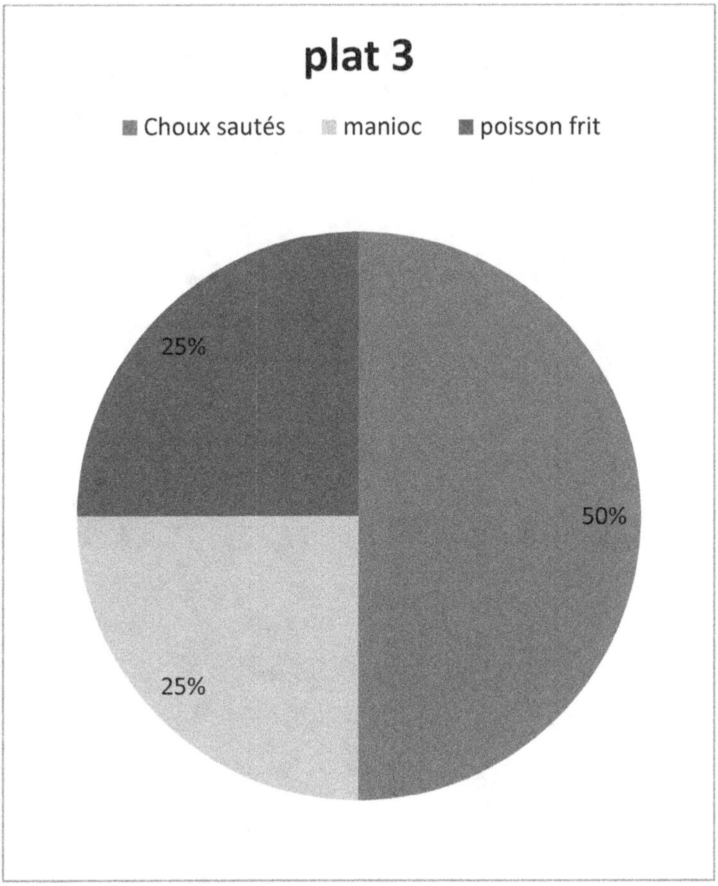
plat 3
Choux sautés
manioc
poisson frit
25%
50%
25%

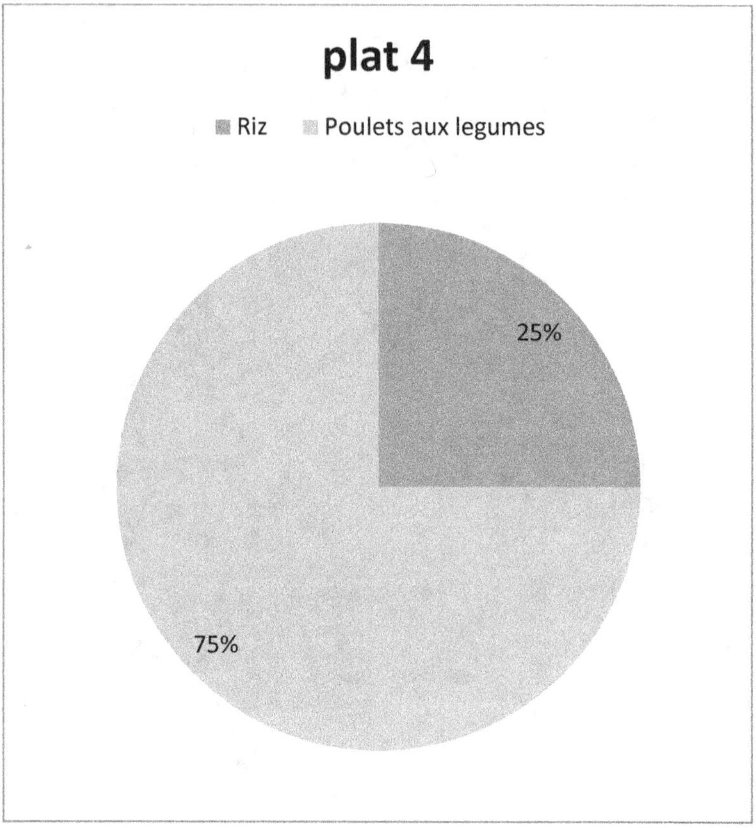
plat 4
Riz
Poulets aux legumes
25%
75%

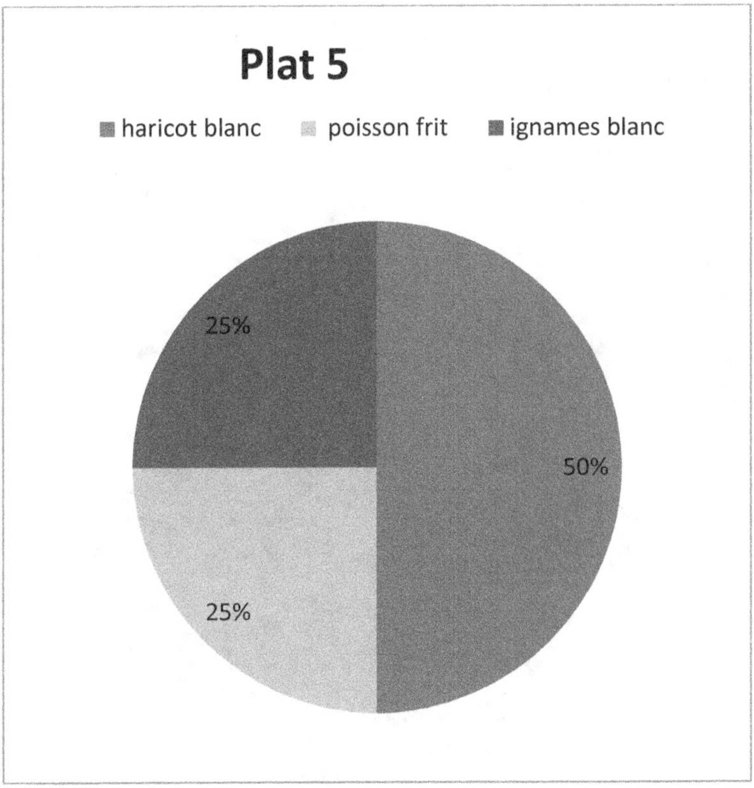
Plat 5
haricot blanc
poisson frit
ignames blanc
25%
50%
25%

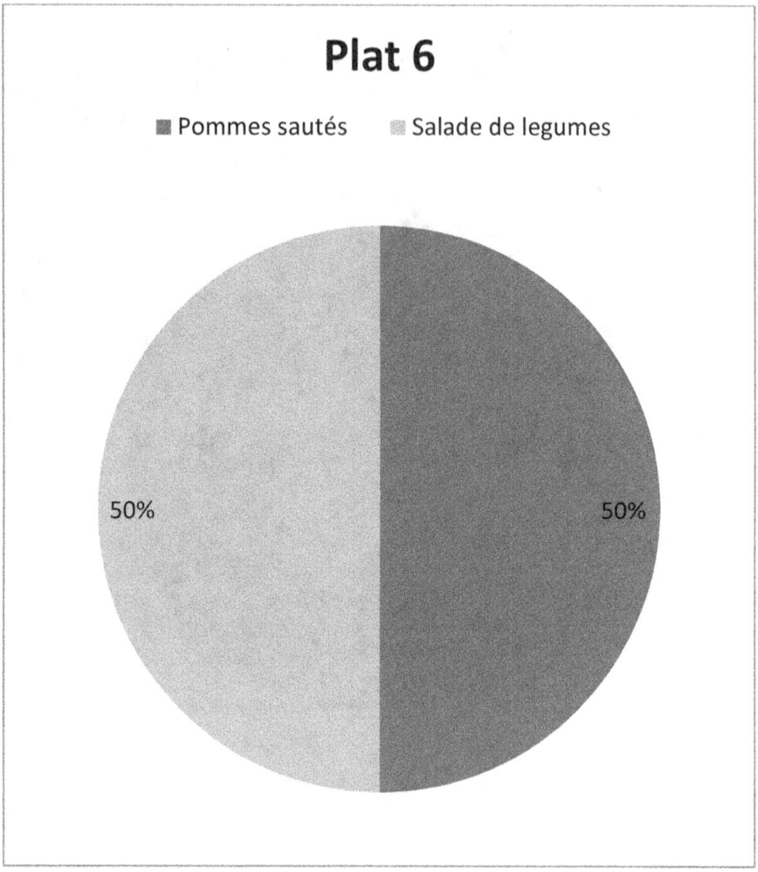
Plat 6
Pommes sautés
Salade de legumes
50%
50%

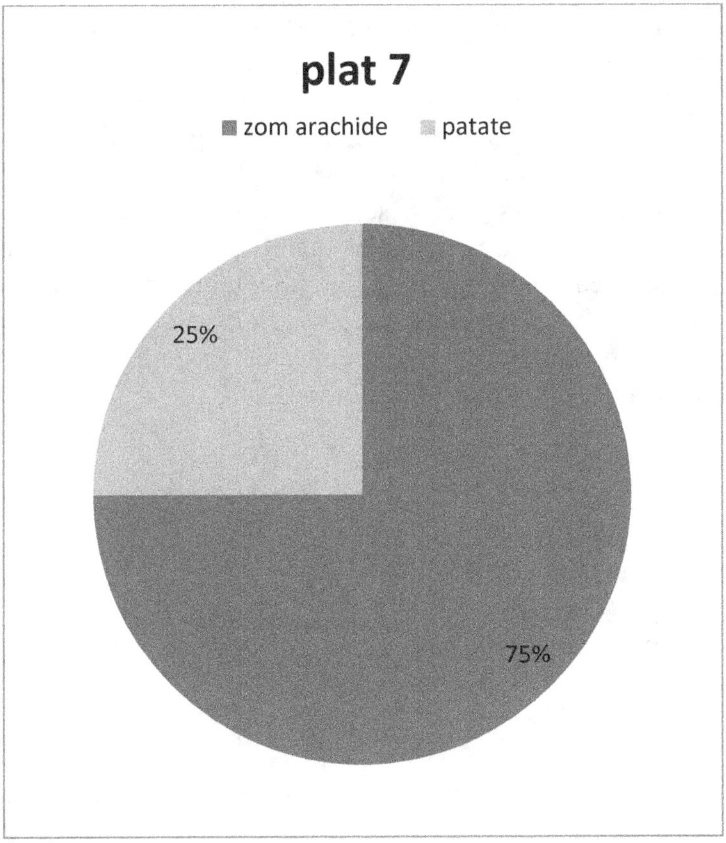
plat 7
zom arachide
patate
25%
75%

Ces deux études nous permettent de comprendre premièrement que beaucoup de personnes ne sont pas éduquées en ce qui concerne la maladie du diabète. Deuxièmement, nous constatons que les populations sont liées par le facteur culturel. C'est-à-dire les gens mangent et boivent selon leurs désirs, selon ce qu'ils veulent et non selon ce que leur corps exige en quantité et en qualité. Ceci est donc la cause première de l'augmentation de la maladie dans notre pays. Nous avons dès lors opté de proposer le projet du plat, pour éduquer ceux qui le voudront bien et même ceux qui sont dans l'ignorance.

CONCLUSION

En conclusion, le diabète est une maladie qui n'empêche pas de manger tous les aliments que nous voulons ou dont nous avons besoin. Il suffit d'avoir une alimentation équilibrée, mais bien sûr faire attention à la quantité et à la qualité des aliments que nous consommons, en prenant de petites portions. En modifiant le style de vie, en perdant du poids, il est possible de revenir à une glycémie normale. Quelques astuces pour vous aider à contrôler votre glycémie :

- Planifiez vos heures de repas ;
- Prenez vos médicaments tels que prescrits ;
- Pratiquez une activité physique régulière, surtout la marche ;
- Toujours vérifier votre glycémie ;
- Respecter les petites portions des repas.

REFERENCES

[1] site internet de l'OMS

[2] l'enquête de STEPS 2004 (statistique Education Problem Solving) (référence)

[3]:https://www.hsdfmsb.org/index.php/hsd/article/download/5302/4077/16015

[4]https://www.cameroontribune.cm/article.html/29261/fr.html/

[5]:https://papyrus.bib.umontreal.ca/xmlui/bitstream/handle/1866/28437/Mogueo_Amelie_2022_these.pdf?sequence=8&isAllowed=y

[6]http://www.cameroon-info.net/article/sante-publique-80-de-camerounais-sous-la-menace-du-diabete-144789.html

[7]http://www.cameroon-info.net/article/cameroun-le-taux-de-prevalence-du-diabete-au-cameroun-va-augmenter-de-facon-325824.html

[8] Jacqueline Lagacé, Bryce Wylde (Foreword) The End of Pain: How Nutrition and Diet Can Fight Chronic Inflammatory Disease. Website: The End of Pain: How Nutrition and Diet Can Fight Chronic Inflammatory Disease: Lagacé, Jacqueline, Wylde, Bryce: 9781771640183: Amazon.com: Books.

Structures éditoriales du groupe L'Harmattan

L'Harmattan Italie
Via degli Artisti, 15
10124 Torino
harmattan.italia@gmail.com

L'Harmattan Hongrie
Kossuth l. u. 14-16.
1053 Budapest
harmattan@harmattan.hu

L'Harmattan Sénégal
10 VDN SICAP AMITIE 3
BP 45034 Dakar-Fann
direction@senharmattan.com

L'Harmattan Cameroun
Tsinga/Derrière polyclinique FECAFOOT
BP 11486 Yaoundé
Jacques.koukam@harmattan.fr

L'Harmattan Burkina Faso
Villa 281, secteur 23 623, rue 14.32
Ouagadougou
zagbie@outlook.fr

L'Harmattan Guinée
Almamya, rue KA 028 OKB Agency
BP 3470 Conakry
harmattanguinee@yahoo.fr

L'Harmattan RDC
185, avenue Nyangwe
Commune de Lingwala – Kinshasa
matangilamusadila@yahoo.fr

L'Harmattan Congo
219, avenue Nelson Mandela
BP 2874 Brazzaville
deunovmikhael@gmail.com

L'Harmattan Mali
Immeuble Mgr Jean Marie Cissé
Aci Hamadallaye
BP 145 Bamako
syllaka@yahoo.fr

L'Harmattan Togo
Djidjole – Maison Amela
face EPP BATOME
02 BP 20680 Lomé
didieramela11@gmail.com

L'Harmattan Côte d'Ivoire
Résidence Karl – Cité des Arts
Abidjan-Cocody
03 BP 1588 Abidjan
harmattan.ivoire@gmail.com

L'Harmattan Bénin
Rue 604, (Immeuble à l'entrée
de la rue UCAO- Cite de Saint-Jean)
Cotonou
stepcorpus@gmail.com

Nos librairies en France

Librairie internationale
16, rue des Écoles
75005 Paris
librairie.internationale@harmattan.fr
01 40 46 79 11
www.librairieharmattan.com

Librairie des savoirs
21, rue des Écoles
75005 Paris
librairie.sh@harmattan.fr
01 46 34 13 71
www.librairieharmattansh.com

www.ingramcontent.com/pod-product-compliance
Lightning Source LLC
LaVergne TN
LVHW051632071026
849535LV00009BA/3553
* 9 7 8 2 3 3 6 5 5 0 5 8 9 *